Sitzungsberichte
der Akademie der Wissenschaften
der DDR
Mathematik – Naturwissenschaften – Technik

8 N

1979

Fritz Markwardt und Günter Vogel

Medikamentöse Beeinflussung der Thrombozytenfunktion

AKADEMIE-VERLAG · BERLIN

Sitzungsberichte
der Akademie der Wissenschaften
der DDR
Mathematik — Naturwissenschaften — Technik

Jahrgang 1979 · Nr. 8/N

Fritz Markwardt und Günter Vogel

Medikamentöse Beeinflussung der Thrombozytenfunktion

Experimentelle und klinische Untersuchungen mit Azetylsalizylsäure

AKADEMIE-VERLAG · BERLIN
1979

Vortrag von Fritz Markwardt,
Korrespondierendes Mitglied der
Akademie der Wissenschaften der DDR
und Doz. Dr. sc. med. Günter Vogel,
Medizinische Akademie Erfurt, gehalten
vor der Klasse Medizin am 16. Nov. 1978

Herausgegeben im Auftrage
des Präsidenten der Akademie
der Wissenschaften der DDR
von Vizepräsident Prof. Dr. Heinrich Scheel

Erschienen im Akademie-Verlag, 108 Berlin, Leipziger Straße 3—4

Lizenznummer: 202 · 100/191/79
Gesamtherstellung: VEB Druckhaus Köthen
Bestellnummer: 762 755 6 (2010/79/8/N) · LSV 2025
DDR 3,50 M

Den thromboembolischen Erkrankungen kommt eine besondere Bedeutung als Morbiditäts- und Mortalitätsursache zu. Die Therapie von Thrombosen ist daher ein wesentliches Problem der Medizin, das infolge seiner vielfältigen Beziehungen zu Herz- und Kreislauferkrankungen an Aktualität gewinnt. Die während der letzten Jahre erreichten Fortschritte in der Thromboemboliebekämpfung sind durch vorsorgliche oder therapeutische Anwendung von Antithrombotika erreicht worden, die somit zu einer klinisch-therapeutisch essentiellen Arzneistoffklasse geworden sind. Die bisher zur Verfügung stehenden pharmakologischen Maßnahmen richten sich vor allem auf die Beeinflussung des Blutgerinnungsvorganges durch Verhinderung der Fibrinbildung (Antikoagulantien) oder durch Wiederauflösung des intravasalen Fibringerinnsels (Fibrinolytika). An der Thrombogenese sind jedoch außer dem plasmatischen Gerinnungssystem auch die Blutplättchen (Thrombozyten) beteiligt, deren Rolle bei Thrombosevorgängen im Prinzip schon vor 100 Jahren erkannt wurde [1, 2]. Unter dem Aspekt einer medikamentösen Beeinflussung der Hämostase und Thrombose wurde daher der Blutplättchenfunktion in letzter Zeit vermehrte Beachtung geschenkt. Es eröffnete sich damit eine neue Perspektive für die Therapie, denn die temporäre Ausschaltung der Plättchenreaktion könnte eine wirksame Methode zur Verhinderung intravasaler Thrombenbildungen sein.

Wir haben dieses Problem vor 12 Jahren aufgegriffen und uns an der Entwicklung dieser neuen Klasse von Pharmaka beteiligt [3]. Die Arbeiten reichen von der Grundlagenforschung bis zur klinischen Anwendung. Es soll hier vorwiegend nur über Untersuchungen berichtet werden, die zur Einführung der Azetylsalizylsäure (ASS) als Plättchenhemmstoff in die Therapie führten. Sie haben nach Beendigung der „Micristin-Studie" einen ersten Abschluß erreicht.

1. Hämostaseologische Funktionen der Blutplättchen

Unsere Kenntnisse über die Struktur und Funktion der Blutplättchen (Thrombozyten) haben in den letzten 20 Jahren infolge der Anwendung moderner elektronenmikroskopischer Methoden und biochemischer Untersuchungsverfahren entscheidende Fortschritte gemacht. Dabei wurde eingehend die Rolle der Blutplättchen bei Hämostase- und Thrombosevorgängen untersucht. Sie beruht auf den Fähigkeiten der Plättchen, an fremden Oberflächen zu haften, sich untereinander zu Aggregaten zusammenzuballen und ihre Gestalt zu verändern sowie Gerinnungsfaktoren und andere biologisch aktive Stoffe freizusetzen [Übersichten bei 3—5]. In Abbildung 1 sind diese Reaktionen der Blutplättchen im Zusammenhang mit der Blutgerinnung in einem einfachen Schema zusammengefaßt. Der Übersicht halber wurden nur die wesentlichen Vorgänge, soweit sie zum Verständnis der hier zu erörternden Zusammenhänge notwendig sind, unter Verzicht auf Vollständigkeit dargestellt.

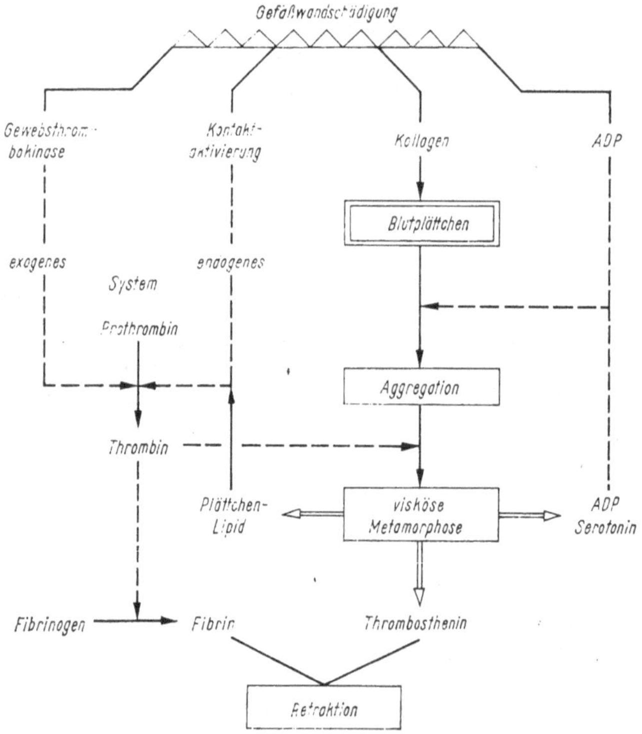

Abb. 1 Schema der hämostaseologischen Reaktionen der Blutplättchen

Als Initialphase der Hämostase wird die Adhäsion der Blutplättchen an den traumatisch freigelegten subendothelialen und perivasalen kollagenen Bindegewebsfasern angesehen. Zeitlich und funktionell läßt sich diese Phase kaum trennen von der Aggregation, d. h. der sekundären Haftung weiterer Blutplättchen und ihrer Zusammenballung untereinander. Diese Reaktion wird besonders durch

Adenosindiphosphat (ADP) beeinflußt, das aus verletztem Gewebe sowie aus der Plättchenzelle selbst freigesetzt werden kann und eine Aggregation weiterer mit dem Blutstrom herangeführter Blutplättchen bewirkt. Durch Kontakt mit Kollagenfasern und unter der Einwirkung des im plasmatischen Gerinnungssystem gebildeten Enzyms Thrombin werden tiefgreifende biochemische und irreversible morphologische Veränderungen der Blutplättchen ausgelöst, die insgesamt als "visköse Metamorphose" bezeichnet werden. Elektronenmikroskopische Studien haben gezeigt, daß es dabei zu einer Degranulation und Schwellung der Plättchen sowie zur Bildung von Pseudopodien kommt. Gleichzeitig damit laufen Reaktionen auf biochemischer Ebene ab, die zur Extrusion von Adeninnukleotiden und der gespeicherten biogenen Amine Serotonin, Histamin und Adrenalin in das umgebende Blutplasma führen. Außerdem wird das Thrombozytenlipid verfügbar, welches für die Prothrombinaktivierung über das endogene System benötigt wird. Das gebildete Thrombin bringt nicht nur die plasmatische Gerinnung in Gang, sondern löst wiederum an den Blutplättchen eine Freisetzungsreaktion aus. Schließlich führt die Aktivierung des Thrombosthenins, eines aktomyosinähnlichen Proteins der Blutplättchen, das sich in Anwesenheit von ATP und Katzium kontrahiert, zur Retraktion und Konsolidierung des plättchenhaltigen Blutgerinnsels.

Darüber hinaus hat die Fähigkeit der Blutplättchen zur Aufnahme und Speicherung biogener Amine, insbesondere des Serotonins, spezielles Interesse erregt und dazu geführt, daß die Blutplättchen häufig als Modell für die pharmakologische Analyse der Aufnahme, Speicherung und Abgabe von biogenen Aminen gedient haben [6, 7].

Schließlich hat die Tatsache, daß die Blutplättchen auf bestimmte Pharmaka ähnlich wie glatte Muskelzellen reagieren, zu der Annahme geführt, daß zwischen Rezeptoren an Blutplättchen und am Gefäßmuskel Beziehungen bestehen. Demzufolge sind in den letzten Jahren Untersuchungen über Pharmakon-Rezeptor-Reaktionen an den Blutplättchen durchgeführt worden.

Die hämostaseologischen Reaktionen der Blutplättchen spielen auch für thrombotische Prozesse eine Rolle. Die Bildung eines Abscheidungsthrombus, insbesondere in der arteriellen Strombahn, folgt den gleichen Gesetzmäßigkeiten wie der Aufbau des hämostatischen Pfropfes. Unter entsprechenden rheologischen Bedingungen sind Gefäßwandschäden, die sowohl auf mechanischen Verletzungen als auch auf Stoffwechselstörungen, Entzündungen, Nekrosen oder Ruptur des Endothels beruhen, der Ausgangspunkt für die Anlagerung der Plättchen. Experimentelle und klinische Untersuchungen haben ferner gezeigt, daß die Plättchenreaktionen bei weiteren pathologischen Prozessen eine Rolle spielen. Dazu gehören neben arteriellen und venösen Thrombosen auch Mikrozirkulationsstörungen, die zu zerebralen Ischämien und ischämischen Herzerkrankungen führen, sowie thromboembolische Vorgänge bei Herzklappenprothesen und Organtransplantaten. In letzter Zeit ist außerdem die Beteiligung der Blutplättchen nicht nur bei Komplikationen, sondern auch bei der Pathogenese der Arteriosklerose in den Mittelpunkt des Interesses gerückt.

2. Biochemie der Plättchenreaktion

Nachdem die pathogenetische Bedeutung der Blutplättchen erkannt worden war, wurde intensiv nach Möglichkeiten gesucht, den Ablauf der hämostaseologischen Plättchenreaktionen chemisch zu steuern. Hierzu ist die Kenntnis der Biochemie der Plättchenreaktion eine unerläßliche Voraussetzung. Obwohl noch nicht alle Reaktionen der Blutplättchen auf molekularbiologischer Ebene erklärt werden können, so sind doch in den letzten Jahren entscheidende Fortschritte in dieser Richtung gemacht worden [8–13]. Die gewonnenen Erkenntnisse lassen sich in einem einfachen Schema darstellen, das jedoch keinen Anspruch auf Vollständigkeit erheben kann und die vielfältigen Rückkopplungsmechanismen außer acht läßt (Abb. 2). Demnach verläuft die biochemische Reaktion der Plättchen in 3 Stufen:

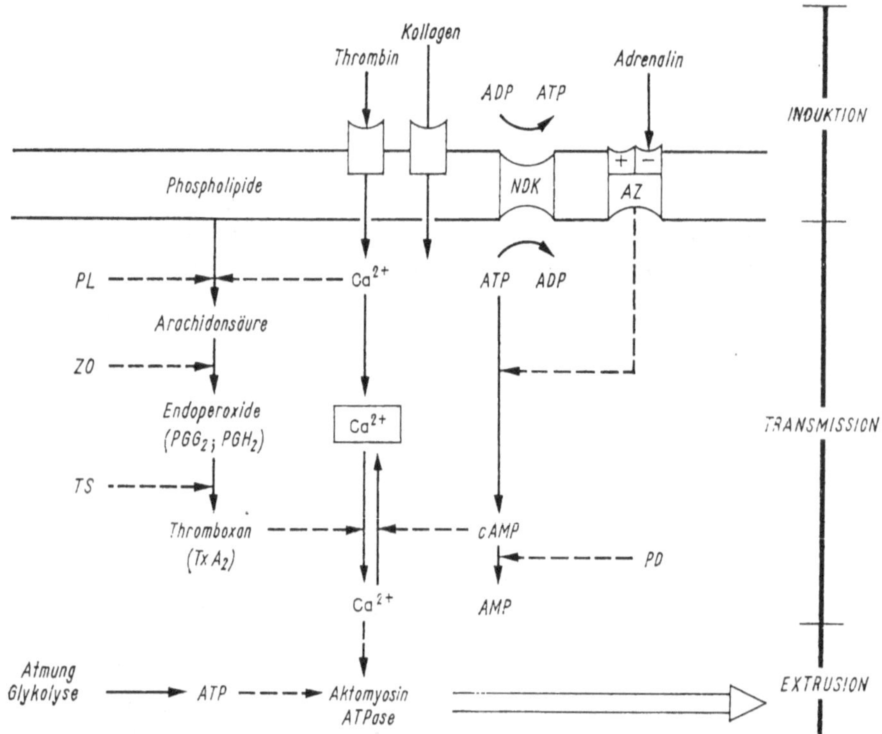

Abb. 2 Schema der biochemischen Plättchenreaktion

PL — Phospholipase A_2
ZO — Zyklo-oxygenase
TS — Thromboxan-synthetase
NDK — Nukleosid-diphospho-kinase
AZ — Adenylat-zyklase
PD — Phospho-diesterase

I. Neben Kollagen verursachen ADP, Thrombin und Adrenalin sowie auch Fettsäuren, Immunkomplexe und Viren eine intravasale Aktivierung der Plättchen durch Reaktion mit bestimmten Rezeptoren an der Plättchenmembran. Hierdurch kommt es zur Induktion einer Effektuierungskette, die letztlich zur Mobilisation des intrazellulären Kalziums führt.

II. In die intrazelluläre Transmission des durch Membranveränderungen ausgelösten Signals greifen Systeme ein, welche die Mobilisation des Kalziums steuern:

a) Ein Enzymsystem, welches den Gehalt an zyklischem Adenosinmonophosphat (cAMP) reguliert. Für die cAMP-Bildung aus ATP ist die membranständige Adenylatzyklase verantwortlich, während der Abbau zum AMP durch eine Phosphodiesterase bewirkt wird. In Analogie zum endoplasmatischen Retikulum glatter Muskelzellen wird angenommen, daß cAMP ein Transportsystem beeinflußt, welches die Aufnahme der Kalziumionen in die intrazellulären Speicher fördert.

b) Ein Enzymsystem, welches die Prostaglandin(PG)-Synthese bewirkt. Hierzu gehört eine Phospholipase, welche die an Phospholipide in der Membran gebundene Arachidonsäure freisetzt, aus der dann durch eine Zyklooxygenase intermediär PG-Endoperoxide gebildet werden, aus denen die PGe E_2 und $F_{2\alpha}$ oder — im besonderen Fall der Blutplättchen — Thromboxane entstehen, von denen das Thromboxan A_2 (TXA_2) ein starker Stimulator der Plättchenreaktion ist. Es wird angenommen, daß TXA_2 diesen Effekt über eine Mobilisation von Kalzium bewirkt.

III. Ähnlich wie bei anderen sekretorischen Zellen wird der Inhalt der Speicherorganellen durch Exozytose freigesetzt. An diesem Prozeß der Extrusion sind kontraktile Proteine in der Membran sowie die Mikrotubuli und Mikrofilamente der Plättchen beteiligt. Die Aktivierung der aktomyosinähnlichen ATPase durch Kalzium führt letztlich zu phagozytoseähnlichen morphologischen Veränderungen und zur Freisetzungsreaktion.

3. Pharmakologische Beeinflussung der Plättchenreaktion

Um die für die Thrombogenese entscheidenden Reaktionen der Blutplättchen zu verhindern, steht man vor der Aufgabe, in die dargestellten Reaktionsketten einzugreifen, um sie an einem reaktionskinetisch wichtigen Punkt zu stoppen. Dieses pharmakologische Problem kann durch die Entwicklung von Hemmstoffen der Plättchenreaktion gelöst werden [14—22]. Dabei ergeben sich zwei Prinzipien:

I. Eine Hemmung der Plättchenreaktion ist zunächst durch Verhinderung der Induktion, also durch Antagonisten aggregationsauslösender Stoffe möglich.

Die ADP-Wirkung auf die Blutplättchen wird durch Adenosin gehemmt. Die Wirkung dieses Inhibitors beruht wahrscheinlich auf einer kompetitiven Verdrängung des ADP, das vermutlich in einer sog. „Ecto-ATPase“ seinen Rezeptor hat, sowie einer Stimulation der Adenylatzyklase.

Adrenalin induziert eine Aggregation menschlicher Blutplättchen und potenziert die durch andere Stimuli ausgelösten Plättchenreaktionen. Diese über α-Rezeptoren an der Plättchenmembran vermittelte Reaktion führt über eine Blockade der Adenylatzyklase zur Senkung des cAMP-Gehaltes der Plättchen. Die Wirkung des Adrenalins wird spezifisch durch α-adrenerge Antagonisten, insbesondere durch hydrierte Mutterkornalkaloide, blockiert.

Das im Gerinnungssystem gebildete Thrombin besitzt eine hohe Affinität zur Plättchenmembran und löst bereits in Spuren die Plättchenreaktion aus. Durch schnelle und vollständige Blockade des Enzyms mit Thrombininhibitoren, wie Hirudin, wird daher die Plättchenreaktion verhindert.

II. Eine Hemmung der Plättchenreaktion kann auch durch Eingriffe in die Transmissionsvorgänge erreicht werden. Dabei entfallen für eine Anwendung in vivo alle unspezifischen Stoffwechselinhibitoren und SH-Reagenzien, die über eine Hemmung des Energiestoffwechsels oder der kontraktilen Proteine mit essentiellen SH-Gruppen zur Hemmung der Plättchenreaktion führen. Bisher wurden Plättchenhemmstoffe vorwiegend unter zwei Arzneistoffklassen gefunden.

a) Vasodilatantien

Papaverin sowie weitere spasmolytisch wirksame Isochinolinderivate erwiesen sich als stark wirksame Plättchenhemmstoffe. Eine Analyse der Hemmwirkung ergab, daß dieser Effekt über eine Hemmung der Phosphodiesterase zustande kommt, woraus ein Anstieg des cAMP-Spiegels in der Plättchenzelle resultiert. Auch das mehrfach untersuchte Dipyridamol scheint über diesen Mechanismus zu wirken.

Interessant ist auch die Feststellung, daß die Plättchenreaktion durch Nitroprussid-Natrium gehemmt wird, das in letzter Zeit wegen seiner gefäßspasmolytischen Wirkung bei hypertonen Krisen angewandt wird. Es verursacht, wie auch andere „Nitrite", eine Aktivierung der Guanylatzyklase und damit einen Anstieg des zyklischen Guanosinmonophosphats (cGMP) in den Plättchen, so daß geprüft wird, inwieweit cGMP an der Plättchenreaktion beteiligt ist.

b) Antiphlogistika

Als Hemmstoffe der Plättchenfunktion haben die nichtsteroidalen Antiphlogistika in den letzten Jahren weltweites Interesse gefunden. Nachdem erkannt worden war, daß diese Stoffe eine Hemmung der Prostaglandin(PG)-Synthese verursachen, lag es nahe, einen derartigen Mechanismus auch für die Hemmung der Plättchen verantwortlich zu machen. Es erwies sich, daß Azetylsalizylsäure (ASS), Indomethazin, Sulfinpyrazon und andere Antiphlogistika die Fettsäurezyklooxygenase der Plättchen hemmen, so daß aus Arachidonsäure keine PG-Endoperoxide und damit keine Thromboxane synthetisiert werden [23—25].

In diesem Zusammenhang ist von Interesse, daß in der Gefäßwand aus den Endoperoxiden Prostazyklin gebildet werden kann. Dieses Intermediärprodukt des PG-Stoffwechsels verursacht vasodilatatorische Effekte und hemmt die Thrombozytenaggregation vermutlich durch Aktivierung der Adenylatzyklase. Man hat daraus den Schluß gezogen, daß Hemmstoffe der Plättchenreaktion besser auf der Stufe der Thromboxansynthese eingreifen sollten, damit die Bildung des Prosta-

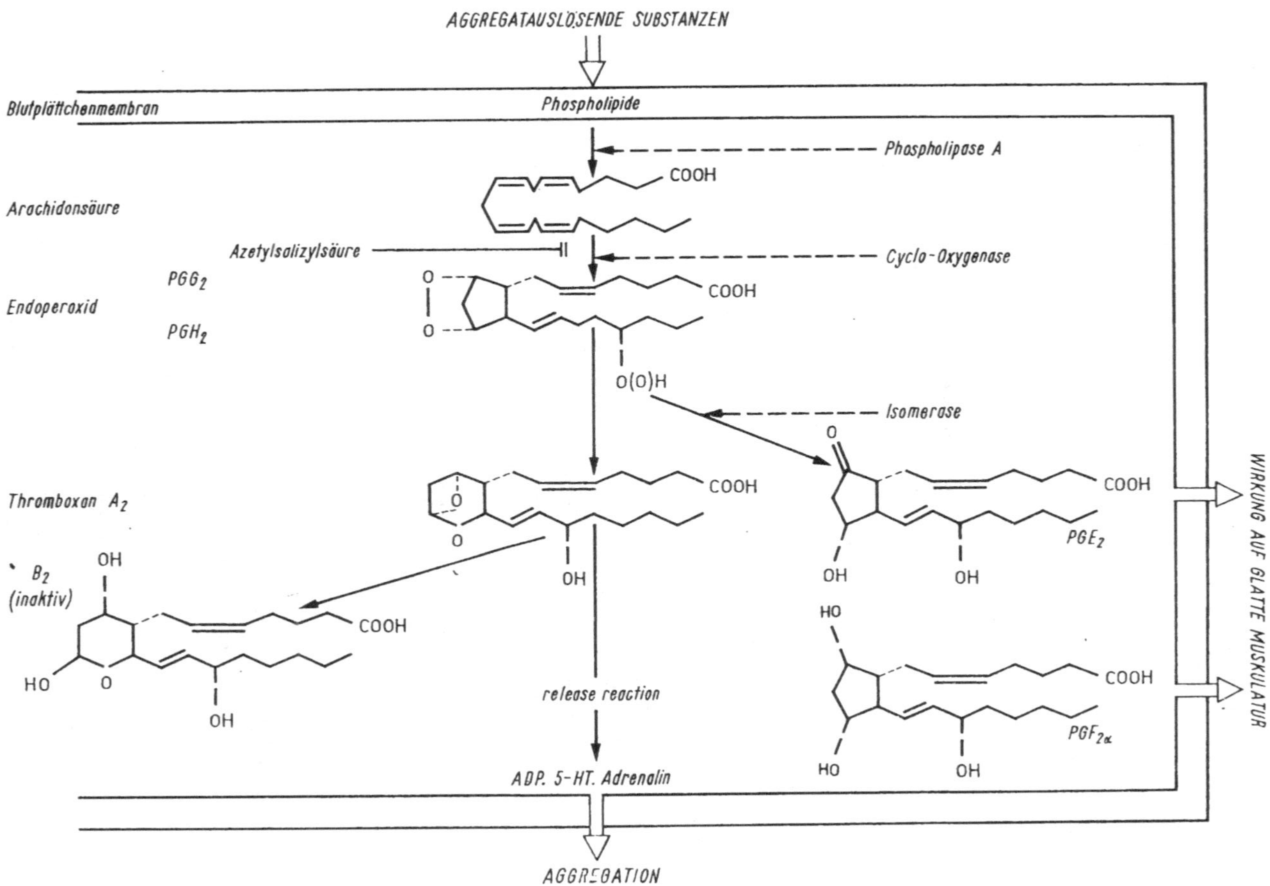

Abb. 3 Prostaglandinsynthese in Blutplättchen. Angriffspunkte für Azetylsalizylsäure

zyklins aus Endoperoxiden nicht gestört wird. Thromboxansynthese-Inhibitoren sind in Entwicklung [26, 27].

Die Suche nach Plättchenhemmstoffen und ihre Entwicklung zum antithrombotisch wirksamen Arzneimittel erfordert ein spezielles pharmakologisches Screeningprogramm, wie es von uns aufgestellt und erprobt wurde (Abb. 3) [28]. Trotz vieler neuer Erkenntnisse, die in den letzten Jahren durch Untersuchungen zur pharmakologischen Beeinflussung der Plättchenfunktion gewonnen wurden, und der großen Zahl von Stoffen, die geprüft werden, haben nur wenige Pharmaka das Stadium der klinischen Anwendung als Plättchenfunktionsinhibitoren erreicht.

4. Azetylsalizylsäure als Hemmstoff der Plättchenfunktion

Im Zusammenhang mit der Entwicklung von Plättchenhemmstoffen gewann die Feststellung Bedeutung, daß Azetylsalizylsäure (ASS), die zu den ältesten und meistverwendeten Arzneimitteln gehört, eine Hemmung der Plättchenfunktion bewirkt. Diese Eigenschaft der ASS findet ein klinisches Korrelat in der Steigerung der Blutungsbereitschaft bei bestimmten angeborenen hämorrhagischen Diathesen. Es war daher naheliegend, diesen als Nebenwirkung bekannten Effekt des jahrzehntelang als Analgetikum-Antipyretikum-Antiphlogistikum angewandten Arzneimittels für die medikamentöse Beeinflussung der Plättchenfunktion auszunutzen [15, 29—32].

4.1. Experimentelle Untersuchungen

ASS bewirkt wie auch andere nichtsteroidale Antiphlogistika eine Hemmung der Prostaglandinsynthese in den Blutplättchen durch Blockade der Fettsäurezyclooxygenase (Abb. 4). Die im Vergleich zu anderen Antiphlogistika langanhaltende Wirkung kommt vermutlich durch Azetylierung des Enzyms zustande, wobei kovalente Bindungen geknüpft werden. Der ASS-Effekt korreliert daher mit der Lebensdauer der Plättchen, da diese nicht zu einer nennenswerten Proteinsynthese und damit Neubildung des Enzyms befähigt sind. Andere Antiphlogistika hemmen die Zyklooxygenase ohne eine kovalente Verknüpfung mit dem Enzym, so daß der Effekt parallel mit der Elimination des Arzneimittels abnimmt. Von Interesse ist die Feststellung, daß ASS eine besonders hohe Affinität zur PG-Synthetase der Blutplättchen hat [33].

Untersuchungen über den Mechanismus der ASS-Wirkung an den Blutplättchen haben ferner gezeigt, daß auch weitere Plasma- und Membranproteine der Plättchen azetyliert werden [34—37]. ASS beeinflußt den Kohlenhydrat-Stoffwechsel der Plättchen, speziell die Glukoseaufnahme und Hexokinaseaktivität [38, 39], besitzt aber keinen Einfluß auf den Gehalt an cAMP der Plättchen [40] und hemmt nicht die Aufnahme von Serotonin [41].

Zur Hemmung der Plättchenfunktionen sind in vitro relativ hohe ASS-Konzentrationen erforderlich. Der Hemmeffekt ist irreversibel, temperatur- und zeitabhängig. Im einzelnen hemmt ASS die durch Kollagen, ADP oder Adrenalin ausgelöste

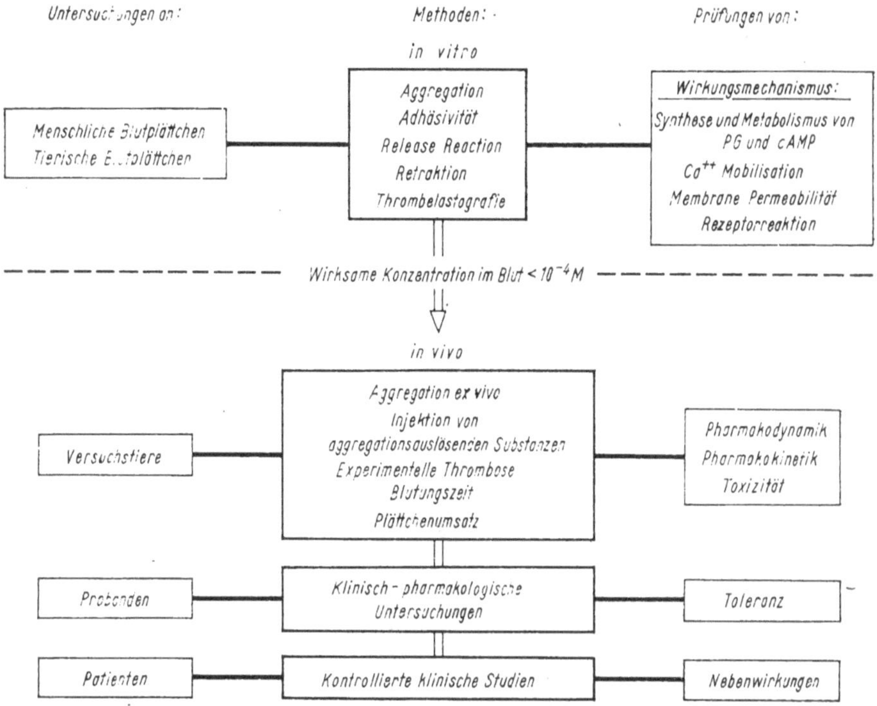

Abb. 4 Pharmakologisches Screeningprogramm zur Entwicklung von Plättchenhemmstoffen als potentielle Antithrombotika

sekundäre Phase der Aggregation sowie die Freisetzung von endogenen Adeninnukleotiden und biogenen Aminen. Weiterhin wird die im Verlaufe der Freisetzungsreaktion auftretende Aktivierung des Plättchenfaktors 3 (membranständiges Thrombozyten-Phospholipid, partielles Thromboplastin) und die Freisetzung des Plättchenfaktors 4 (heparinneutralisierender Faktor) blockiert. Zur Hemmung der durch Thrombin ausgelösten Plättchenreaktion kommt es nur bei Einwirkung sehr geringer Thrombinmengen. Die Retraktion wird nicht beeinflußt.

Der aggregationshemmende Effekt der ASS ist auch nach oraler oder parenteraler Applikation bei Versuchstieren nachweisbar. Bei Untersuchungen an verschiedenen Spezies zeigte sich, daß dabei im allgemeinen höhere Dosierungen als beim Menschen benötigt werden und daß erhebliche Speziesdifferenzen bestehen [74, 75].

Die mit unterschiedlicher Methodik an verschiedenen Tierspezies durchgeführten Untersuchungen zum Nachweis der antithrombotischen Wirkung der ASS bei experimentell erzeugten thrombotischen Zuständen brachten kein einheitliches Ergebnis (Tab. 1). Es konnten zwar überwiegend thromboseprophylaktische Effekte demonstriert werden, jedoch wurde auch in einzelnen Fällen über negative Ergebnisse in dieser Hinsicht berichtet.

Tabelle 1
Tierexperimentelle Untersuchungen über die antithrombotische Wirkung von Azetylsalizylsäure (ASS)

ASS-Dosis mg/kg p. o.	Spezies	Thromboseinduktion	Nachweis	Wirksamkeit	Literatur
50	Maus	Injektion von Arachidonsäure	Letalität	+	[42]
100	Maus	Thromboembolie durch Injektion von ADP oder Kollagen	Letalität	–	[43]
100	Maus	Endotoxinschock	Letalität	–	[43]
100	Maus	Oberflächl. Hirngefäße, UV-Schädigung	Zeit bis zum Auftreten von Aggregaten	(+)	[44]
300	Maus, Ratte	Injektion von Kollagen: Lungenthrombose	Letalität	+	[45]
10	Ratte	Laserinduzierte Endothelschädigung, V. jugularis	Thrombusgewicht	+	[52]
10–30	Ratte	Kälteschädigung der A. carotis	Thrombusgewicht	+	[48]
50	Ratte	Schädigung durch elektr. Strom, A. carotis	Temperaturabfall der Gefäßwand	–	[28]
50	Ratte	Injektion von Kollagen	Plättchensturz	+	[50, 51]
100	Ratte	Chemische Schädigung, V. jugularis	makroskopisch, histologisch	–	[47]
100	Ratte	Injektion von Kollagen	Plättchensturz	–	[43]
200	Ratte	Lungenthrombose nach Laktatinfusion	histologisch	+	[43, 46]
200	Ratte	Schädigung durch elektr. Strom, A. carotis	Temperaturabfall der Gefäßwand	+	[49]
200	Ratte	Injektion von Endotoxin	Leberinfarkt	+	[53]
10–30	Hamster	Schädigung durch elektr. Strom, Hamsterbackentasche	Plättchenaggregate (white bodies)	+	[54]
10	Kaninchen	Injektion von Arachidonsäure	Letalität	+	[56]
15	Kaninchen	Schädigung durch elektr. Strom, Hirngefäße	Plättchenaggregate	–	[61]

25	Kaninchen	Stenosierung, A. femoralis, Injektion von Ellagsäure	makroskopisch	+	[62]
30	Kaninchen	Mechanische Schädigung, A. carotis	^{125}J-Fibrinogen-Test	–	[57]
50	Kaninchen	Injektion von Endotoxin	Plättchensturz	(+)	[67]
50	Kaninchen	Injektion von Na-linolenat	Plättchensturz	+	[68]
60	Kaninchen	Laserinduzierte Endothelschädigung	histologisch	(+)	[65]
100	Kaninchen	Chemische Schädigung, V. jugularis	^{51}Cr-Aktivität im Gesamtblut u. Thrombus	+	[58]
100	Kaninchen	Atherogene Diät	morphologisch	–	[59]
100	Kaninchen	Schädigung durch Na-morrhuat, V. femoralis	makroskopisch	+	[60]
200	Kaninchen	Extrakorporaler Shunt	Thrombusgewicht	+	[64]
200	Kaninchen	Laserinduzierte Endothelschädigung	makroskopisch	–	[66]
200	Kaninchen	Mechanische Schädigung oberflächl. Hirngefäße	Plättchenaggregate	+	[55]
250	Kaninchen	Injektion von Endotoxin	Mikrothrombose in der Niere. Plättchensturz	–	[63]
20–40	Hund	Chemische Schädigung, A. carotis, A. femoralis	makroskopisch	+	[72]
30	Hund	Herzklappenprothese	Thrombusgewicht	+	[70]
30–60	Hund	Schädigung durch elektr. Strom, A. coronaria, A. femoralis	^{51}Cr-Plättchenablagerung		
35	Hund	Stenosierung der A. coronaria	Plättchenaggregate,	–	[71]
			Koronardurchblutung	+	[69]
30	Affe	Extrakorporaler Shunt	Thrombusgewicht	+	[73]

4.2. Klinisch-pharmakologische Untersuchungen

Die klinische Prüfung der ASS als Plättchenhemmstoff erforderte eine Methode, mit deren Hilfe die in vivo bewirkte Hemmung der Plättchenfunktion kontrolliert werden konnte. Die Erfassung des funktionellen Verhaltens der Plättchen bereitet Schwierigkeiten. Es gibt derzeit noch keine standardisierte Methode, die eine exakte Verfolgung der pharmakologisch beeinflußten Plättchenfunktion in vivo erlaubt. Für unsere Untersuchungen erwies sich die Messung der durch Kollagen induzierten Aggregation im plättchenreichen Zitratplasma als brauchbares Verfahren, das eine Beurteilung der ASS-Wirkung bei Probanden und Patienten ermöglichte [76].

Die mit dieser Methode durchgeführten Untersuchungen ergaben, daß nach oraler Gabe von ASS in einer Dosierung von 10—20 mg/kg nach 30 min eine langanhaltende Hemmung der Plättchenaggregation erreicht wird (Abb. 5). Nach intravenöser Gabe tritt die Wirkung bereits nach 2—5 min ein. Höhe und Dauer der Funktionshemmung unterliegen individuellen Schwankungen, für die es noch keine eindeutige Erklärung gibt. Sie müssen bei der klinischen Anwendung berücksichtigt werden, da sie den therapeutischen Effekt beeinflussen können.

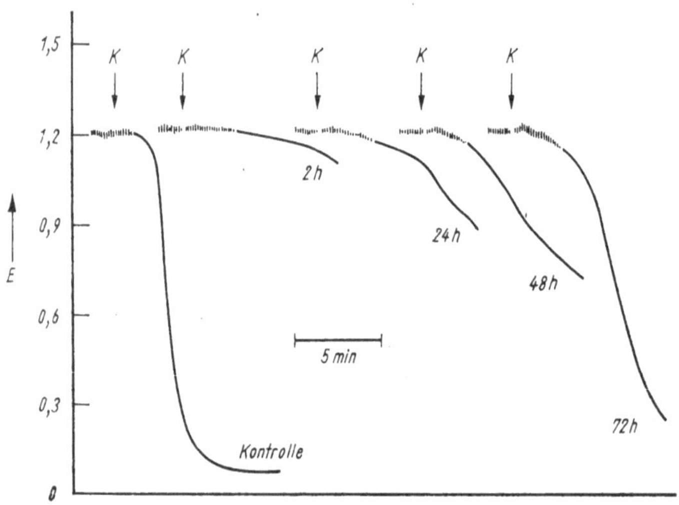

Abb. 5 Hemmung der durch Kollagen (K) ausgelösten Plättchenaggregation nach oraler Gabe von 20 mg ASS/kg. Turbidimetrische Messung im Humanzitratplasma

ASS wird aus dem Magen-Darm-Kanal schnell resorbiert und im Organismus in Salizylsäure umgewandelt [77]. Die Aggregationshemmung geht weder mit dem Plasmaspiegel der ASS (HWZ 15—20 min), noch mit dem der Salizylsäure (HWZ 200—300 min) parallel. ASS durchdringt auch die Plazentarschranke. Wurde ASS bei Schwangeren vor der Geburt appliziert, dann war auch bei Neugeborenen die Plättchenaggregation gehemmt [78, 79].

Bei Einsatz von ASS zur Hemmung der Thrombozytenfunktion zum Zwecke der Thromboseprophylaxe kommt eine langdauernde orale Anwendung in Betracht, so daß die bekannten Nebenwirkungen der ASS im Magen-Darm-Trakt in den Vordergrund des Interesses rücken. Die für diese spezielle Anwendung entwickelten Präparate, wie das von uns geprüfte Präparat Micristin®, haben wenig Einfluß auf die Pharmakokinetik der ASS. Ihr Wert ist vielmehr in einer besseren oralen Verträglichkeit zu sehen, da offenbar infolge Einbettung der ASS in ein PVAC-Gerüst die akut an der Magen-Darmschleimhaut auftretende Konzentration des Arzneistoffes geringer ist.

5. Klinische Studien zur antithrombotischen Wirkung von Azetylsalizylsäure

Die klinisch-pharmakologischen Untersuchungen demonstrieren zwar eindeutig die Hemmung der Plättchenfunktion durch Azetylsalizylsäure, liefern aber noch keinen Beweis dafür, daß die Hemmung der Plättchenaggregation mit einer Thromboseprävention einhergeht. Tierversuche sind wegen der erwähnten Speziesdifferenzen und der meist nicht adäquaten experimentell erzeugten Thrombose hierfür nicht ausreichend [80]. Der Nachweis der antithrombotischen Wirkung muß daher durch klinische Untersuchungen erbracht werden, die besonderen methodologischen Forderungen entsprechen. Diese wurden bereits vor mehr als drei Jahrzehnten von Martini [81] formuliert. Sie fanden jedoch nur zögernd Eingang in die klinische Praxis, so daß auch heute noch die Mehrzahl der publizierten Studien strenger Kritik nicht standhält. Die wesentlichen Bedingungen lassen sich in folgender Weise charakterisieren:

- Es soll sich um prospektive Studien handeln, die nach einem vor Beginn exakt formulierten und während der gesamten Studie eingehaltenen Programm ablaufen.
- Behandlungsgruppe und Vergleichsgruppe sollen sich zur gleichen Zeit in der Studie befinden. Sie dürfen sich ausschließlich durch Anwendung bzw. Nichtanwendung des zu prüfenden therapeutischen Verfahrens unterscheiden.
- Die Ein- und Ausschlußkriterien sind vor Beginn der Studie zu definieren.
- Die Zuordnung eines Patienten zur Behandlungs- oder zur Vergleichsgruppe soll nach dem Zufallsprinzip erfolgen, wobei gewährleistet werden muß, daß bei der Gruppenbildung die entscheidenden Prognosekriterien berücksichtigt werden.
- Es soll sich um Blind- bzw. Doppelblindstudien handeln.
- Die Zuverlässigkeit der Medikamenteneinnahme („drug compliance") muß kontrolliert werden.
- Die Endpunkte der Studie sind vor Beginn exakt zu definieren.
- Unerwünschte Nebeneffekte sind zu registrieren und müssen ggf. zum Abbruch der Studie veranlassen.
- Ein Abbruch der Studie ist andererseits erforderlich, wenn eine eindeutige Überlegenheit einer zu prüfenden Therapieform erkennbar wird.

Die Ergebnisse einer klinischen Studie sind in besonderer Weise davon abhängig, welche Patienten aufgenommen werden. In der Regel wird so vorgegangen, daß alle wegen der betreffenden Erkrankung in einer bestimmten Klinik behandelten Patienten in die Untersuchung einbezogen werden. Diese Praxis führt jedoch vielfach zu einer unbeabsichtigten Selektion, da die Aufnahme in einer bestimmten Klinik von zahlreichen objektiven und subjektiven Faktoren abhängig ist. Die erhaltenen Ergebnisse sind aus diesem Grunde vielfach nicht verallgemeinerungsfähig. Daher kommt Studien eine besonders hohe Aussagekraft zu, bei denen eine selektionsfreie Aufnahme der Patienten sichergestellt ist. Als Idealfall sind Studien anzusehen, die auf Bevölkerungsebene organisiert werden.

Die Realisierung dieser Forderungen bereitet bei Studien mit potentiell antithrombotisch wirksamen Medikamenten aus zwei Gründen besondere Schwierigkeiten:

— Die klinische Diagnose der Thrombose ist mit einer hohen Fehlerquote belastet. Rund 50% der ausschließlich mit klinischen Verfahren gestellten Thrombosediagnosen sind objektiv falsch. Daher können nur Studien Anspruch auf Aussagefähigkeit erheben, bei denen objektive Verfahren der Thrombosediagnostik, wie sie heute in Form der Ultraschalluntersuchung, des Radiofibrinogentestes, der Kontrastmittelphlebographie und der Isotopenphlebographie zur Verfügung stehen, herangezogen werden.

— Wie klinische Erfahrungen mit den bereits seit Jahrzehnten in der Praxis eingesetzten indirekten Antikoagulantien erweisen, besteht eine Abhängigkeit des antithrombotischen Effektes vom Ausmaß der durch das betreffende Medikament hervorgerufenen Veränderungen der Hämostase im Sinne eines „Alles-oder-Nichts-Gesetzes". Daher kommt der Zuverlässigkeit der Medikamenteneinnahme eine besonders große Bedeutung zu. Da es sich bei Untersuchungen über antithrombotische Effekte um ausgesprochene Langzeituntersuchungen handelt, müssen besondere Vorkehrungen getroffen werden, um die Medikamenteneinnahme zu kontrollieren und den Wirkungseintritt zu objektivieren.

Die vorliegenden klinischen Berichte entsprechen nur teilweise diesen Kriterien. Vielfach handelt es sich um kasuistische Mitteilungen sowie um retrospektive Analysen, denen hinsichtlich des thromboseprophylaktischen Effektes nur ein geringer Aussagewert zukommt. Ihre Bedeutung besteht jedoch darin, daß sie Aufschluß über eine langfristige Behandlung mit ASS-Präparaten sowie über die Häufigkeit unerwünschter Nebenwirkungen ermöglichen [82]. Nach den bisher vorliegenden Befunden ist der thromboseprophylaktische Effekt der plättchenhemmenden Medikamente bei den verschiedenen thromboembolischen Prozessen differenziert zu beurteilen.

5.1. *Venöse Thrombosen*

Bei den Thrombosen der großen Venen spielen die überwiegend aus Fibrin bestehenden Gerinnungsthromben die entscheidende Rolle. Es liegen jedoch Hinweise darauf vor, daß den Blutplättchen auch in der Pathogenese der venösen

Thrombose Bedeutung zukommt [82, 83]. Neben kasuistischen Berichten [84, 85] liegen mehrere prospektive Studien vor, die sich überwiegend auf die Prophylaxe der postoperativen Thrombosen beziehen. Über eine Verminderung der Inzidenz thromboembolischer Prozesse nach allgemeinchirurgischen Eingriffen wird von mehreren Autoren [86—90] berichtet. Demgegenüber fanden O'Brien et al. [92] sowie die Arbeitsgruppe des „MEDICAL RESEARCH COUNCIL" [93] keine Unterschiede zwischen der mit ASS behandelten und der Placebogruppe. Überwiegend negative Ergebnisse erbrachten Studien zur Prophylaxe thromboembolischer Prozesse nach hüftchirurgischen Eingriffen [91, 94—97]. Lediglich Zekert et al. [98] sowie Hume et al. [99] konnten nach derartigen Operationen eine Verminderung der Thromboemboliefrequenz durch ASS-Gabe erreichen. McKenna et al. [100] berichteten über eine Senkung der Thrombosefrequenz nach totalem Kniegelenkersatz.

5.2. Periphere arterielle Thrombosen

Die Häufigkeit von Rezidivverschlüssen nach Revaskularisationseingriffen an großen peripheren Arterien wurde auf 11,2% in der ASS-Gruppe gegenüber 22% in der Vergleichsgruppe gesenkt [101]. Demgegenüber wurde nach Herzsondierung keine Verminderung der Thrombosefrequenz durch ASS-Behandlung gefunden [102, 103]. Kasuistische Mitteilungen über einen günstigen Effekt einer langfristigen ASS-Gabe bei Zirkulationsstörungen im Bereich der Arteriolen liegen von mehreren Autoren vor [103—106].

5.3. Zerebrovaskuläre Erkrankungen

Pathologisch-anatomische Untersuchungen und vital-mikroskopische Beobachtungen lassen erkennen, daß Thrombozytenaggregate in der Pathogenese zerebrovaskulärer Erkrankungen eine bedeutende Rolle spielen. Zahlreiche kasuistische Mitteilungen belegen einen günstigen Effekt der ASS bei transitorischen ischämischen Erkrankungen, der Amaurosis fugax sowie bei bestimmten Migräneformen [107—115]. Bei einer retrospektiven Untersuchung [116] fand sich eine negative Korrelation zwischen ASS-Einnahme und der Inzidenz transitorischer ischämischer Erkrankungen. In einer prospektiven Studie wurde eine signifikante Reduktion der Zahl der ischämischen Insulte, Netzhautgefäßverschlüsse und der kardiovaskulären Todesfälle in einer mit 1,3 g ASS/die behandelten Gruppe gegenüber der Placebogruppe nachgewiesen. Weitere kontrollierte Studien, bei denen insbesondere auch ein Vergleich des ASS-Effektes zur Wirkung anderer plättchenfunktionshemmender Medikamente und Medikamentenkombinationen angestrebt wird, laufen zur Zeit noch [117, 118].

5.4. Myokardinfarkt

Die Pathogenese des Myokardinfarktes ist bisher nicht hinreichend aufgeklärt. Es deuten jedoch zahlreiche Fakten darauf hin, daß thromboembolische Prozesse an der Entstehung des Myokardinfarktes und seiner Komplikationen Anteil haben.

Obwohl die Auffassungen über die Rolle der Koronarthrombose in der Pathogenese des Infarktes nicht einheitlich sind [119], kann kein Zweifel daran bestehen, daß sie in einem Teil der Fälle dem Infarkt vorausgeht. Hierfür sprechen u. a. Isotopenuntersuchungen und Verlaufsstudien [120—122]. Ferner wird Thrombozytenaggregaten, die an atheromatös veränderten Gefäßwänden entstehen und später abgeschwemmt und in die Mikrozirkulation des Myokards embolisiert werden, auf Grund der pathologisch-anatomischen Untersuchungen von HAERLEM [123] eine besondere Bedeutung zugeschrieben. Indirekte Hinweise für eine Mitbeteiligung thromboembolischer Prozesse ergeben sich aus der Beobachtung gerinnungsphysiologischer Veränderungen im Sinne einer „Hyperkoagulabilität" und einer Verkürzung der Überlebenszeit der Blutplättchen [124, 125]. Der Frage, ob eine Infarktprophylaxe durch ASS möglich ist, wurde daher besondere Aufmerksamkeit zugewandt. Bei retrospektiven Analysen [126—129] wurde eine negative Korrelation zwischen ASS-Gebrauch und Myokardinfarktinzidenz beobachtet. Der Beweiswert dieser Befunde wird jedoch durch die Methodik der retrospektiven Analysen limitiert. Bei drei prospektiven multizentrischen Studien zur sekundären Prophylaxe des Myokardinfarktes wurde eine Reduktion der Reinfarktinzidenz in den ASS-behandelten Gruppen beobachtet [130, 131]. In diesen Fällen erfolgte jedoch keine selektionsfreie Aufnahme der Patienten in die Studie. Weitere Studien sind gegenwärtig noch nicht abgeschlossen [132].

Unter dem Namen „Micristin-Studie" wurde im eigenen Arbeitskreis eine prospektive multizentrische Untersuchung auf Bevölkerungsebene organisiert, über die nachfolgend ausführlich berichtet werden soll.

Organisation

Die Studie wurde von einer Arbeitsgrupe vorbereitet, der Pharmakologen, Internisten, Epidemiologen, Soziologen und Biostatistiker angehörten. Als Koordinationszentrum fungierte die Abteilung für Hämostaseologie der Medizinischen Klinik der Medizinischen Akademie Erfurt. Klinische Prüfstellen befanden sich in den Kreiskrankenhäusern bzw. Kreisstellen für Kardiologie verschiedener Stadt- und Landkreise der DDR, in denen eine Erfassung der Infarktpatienten im Sinne des von der WHO inaugurierten „Infarktregisters" erfolgte.

Prüfplan

Die Studie wurde als multizentrische Doppelblindstudie angelegt. Die Kriterien für die Aufnahme der Patienten sowie die Behandlungsmethoden wurden vor Beginn der Studie in einem Prüfplan festgelegt und während der gesamten Untersuchungsdauer konsequent eingehalten.

Einschlußkriterien

Es wurden Männer und Frauen jeden Alters aufgenommen, die im Verlaufe der Studie einen ersten definitiven Myokardinfarkt erlitten. Die Diagnose des Infarktes wurde anhand der Kriterien der WHO aufgrund der Anamnese, der klinischen und der elektrokardiografischen Untersuchung und der Enzymanalysen gestellt.

Ausschlußkriterien

Von der Studie ausgeschlossen wurden Patienten, bei denen Kontraindikationen gegen ASS bestanden, bzw. bei denen Krankheitsbilder vorlagen, die ein Ableben des Patienten vor Ablauf der Studie erwarten ließen. Die Einzelheiten sind aus der Tabelle 2 ersichtlich.

Tabelle 2

Micristinstudie — Ausschlußgründe

- hämorrhagische Diathesen
- bestimmte Erkrankungen des Gastrointestinaltraktes
- Asthma bronchiale
- neoplastische Erkrankungen außer Haut-Ca und Zustände nach Radikaloperationen mit mindestens 3jähriger Rezidivfreiheit
- akute Leukosen
- Netzhautblutungen
- Oesophagusvarizen
- Niereninsuffizienz (Kreatinin über 2 mg/100 ml)
- offensichtlich schwere Zerebralsklerose
- therapierefraktäre Hypertonie (über 110 mm Hg diastolisch)
- Zustand nach Apoplexie (erste 6 Wochen)
- terminale Herzinsuffizienz
- akut lebensbedrohliche Zustände

Randomisierung

Im Koordinationszentrum wurde nach vorausgegangener prognostischer Stratifizierung die Zuordnung zur Behandlungsgruppe bzw. zur Placebogruppe vorgenommen. Bei der Stratifizierung wurden Alter, Geschlecht, Infarktlokalisation, Auftreten von Frühkomplikationen sowie Anwesenheit der sogenannten Risikofaktoren Hypertonie, Hypercholesterinämie, Übergewicht, Diabetes mellitus und Zigarettenrauchen berücksichtigt. Den einzelnen Prüfzentren lagen exakte Definitionen für die Bewertung der Risikofaktoren vor.

Behandlungsführung

Die Patienten der Therapiegruppe erhielten täglich 1,5 g ASS in Form des Präparates Micristin, den Patienten der Vergleichsgruppe wurde ein nach allen äußerlichen Merkmalen identisches Placebopräparat verabreicht. Die Tablettenröhrchen trugen neben einer neutralen Aufschrift lediglich eine Kode-Nummer, die dem betreffenden Patienten zugeordnet war. Der Kodierungsschlüssel war nur einer Arbeitsgruppe des Koordinationszentrums bekannt, die auch eine regelmäßige Versorgung der Prüfzentren mit Tabletten absicherte. Die Behandlung begann 6 Wochen nach Eintritt des Infarktes. Bis zu diesem Zeitpunkt blieb es dem behandelnden Arzt überlassen, ob und gegebenenfalls welche antithrombotische Behandlung erfolgte. Der Einsatz aller Pharmaka, die üblicherweise zur Behandlung des Myokardinfarktes Verwendung finden, war während der gesamten Dauer der Studie erlaubt. Folgende antithrombotisch bzw. potentiell antithrombotisch wirksamen Medikamente durften jedoch nicht verabfolgt werden: Azetylsalizylsäure, Phenylbutazon, Ketazon, Indometazin sowie Kombinationspräparate, die diese Substanzen enthalten, Heparin, indirekte Antikoagulantien vom Typ der Kumarin- oder Indandion-Präparate sowie Streptokinase.

Eine Unterbrechung der Behandlung erfolgte bei gastrointestinalen Beschwerden stärkeren Grades. Makroblutungen (ausgenommen Menstruationsblutung) sowie bei anderen unerwünschten Nebenerscheinungen, als deren Ursache das Prüfpräparat nicht sicher ausgeschlossen werden konnte. Sofern nicht innerhalb von 14 Tagen die Behandlung wieder aufgenommen werden konnte, wurde der betreffende Patient aus der Studie ausgeschlossen und als „drop out" (s. u.) behandelt. Im Falle einer eingetretenen Schwangerschaft war der Ausschluß aus der Studie vorgesehen. Eine solche Situation ergab sich jedoch während der gesamten Laufzeit der Studie nicht. Für besondere klinische Situationen, wie interkurrente Erkrankungen, erforderliche Operationen etc. wurden im Prüfplan spezielle Festlegungen getroffen, die eine Dekodierung im Einzelfall ermöglichten. Die Notwendigkeit hierzu ergab sich im Verlauf der Studie nur zweimal im Zusammenhang mit einer Appendektomie bzw. der Spaltung eines Peritonsillarabszesses.

Kontrolluntersuchungen

Untersuchungen, die der Beurteilung der Wirkung, der Erkennung eventueller Nebenwirkungen und der Einschätzung der Kooperativität des Patienten („drug compliance") dienen, wurden in regelmäßigen Abständen durchgeführt. Vor Behandlungsbeginn sowie im Abstand von jeweils 12 Wochen wurden in den Prüfzentren Kontrolluntersuchungen vorgenommen, bei denen Anamnese und klinischer Befund erhoben, ein Elektrokardiogramm abgeleitet und der Hämatokritwert bestimmt wurden. In gleichen Abständen wurden im Koordinationszentrum Urinproben aller Patienten auf Metabolite der ASS untersucht. Durch eine Arbeitsgruppe des Koordinationszentrums erfolgte bei 10% der Patienten eine Bestimmung der Aggregationsfähigkeit der Thrombozyten. Bei den gleichen Patienten wurden Interviews durchgeführt, um einen Aufschluß über die Zuverlässigkeit der Tabletteneinnahme, etwaige Veränderungen der Lebensgewohnheiten u. a. zu erhalten.

Endpunkte

Als Endpunkte galten: Reinfarkt, plötzlicher Herztod, Tod aus anderer Ursache sowie Auftreten von unbeherrschbaren, unerwünschten Nebeneffekten. Aus der Studie wurden ferner Patienten ausgeschlossen, bei denen die Einhaltung des Prüfplanes aus organisatorischen oder medizinischen Gründen nicht mehr gewährleistet werden konnte (Wegzug aus dem betreffenden Territorium, Zweiterkrankung), ferner Patienten, bei denen mehr als 2 der Urinuntersuchungen auf ASS-Metabolite nicht das ihrer Zuordnung zur Therapie- oder Placebogruppe entsprechende Ergebnis hatten. Für die Diagnose eines Reinfarktes galten die gleichen Kriterien wie für die Diagnose des Erstinfarktes.

Dokumentation und Datenverarbeitung

Die erhobenen Befunde wurden regelmäßig dokumentiert und in einer Datei gespeichert. Eine individuelle Analyse erfolgte in allen Fällen, in denen ein Endpunkt erreicht wurde. Die Zuordnung der Todesfälle zu den Gruppen „Herztod" bzw. „Tod aus anderer Ursache" erfolgte ohne Kenntnis der jeweiligen Behandlungsform, soweit möglich, wurde der Autopsiebefund zugrunde gelegt. Nach erfolgter Zuordnung sowie im Falle der nicht letalen Infarkte wurde ferner überprüft, ob innerhalb eines relevanten Zeitraumes vor dem Ereignis das Behandlungsregime korrekt eingehalten worden war. Dabei wurden Patienten als behandelt angesehen, wenn die Tabletteneinnahme mindestens 7 Tage erfolgt war und nicht länger als 7 Tage vor Erreichung des Endpunktes unterbrochen worden war. Patienten, bei denen diese Bedingungen nicht erfüllt waren, wurden als „drop out" behandelt.

Ergebnisse

In die Studie wurden 1340 Patienten aufgenommen. Davon entfielen 672 auf die Micristingruppe und 668 auf die Placebogruppe. Beide Gruppen waren hinsichtlich der wesentlichen Merkmale wie Alter, Geschlecht, Infarktlokalisation sowie Anwesenheit von Risikofaktoren identisch. Im Verlaufe der Studie schieden 138 Patienten der Micristinstudie sowie 104 Patienten der Placebogruppe aus der Studie aus. Hierfür waren Nebenwirkungen bei 118 Patienten der Micristingruppe und bei 86 Patienten der Placebogruppe verantwortlich. Ein Ausschluß aus organisatorischen Gründen oder wegen Nichteinhaltens des Protokolls wurde bei 20 Patienten der Micristingruppe sowie bei 18 Patienten der Placebogruppe erforderlich. Die mittlere Behandlungsdauer betrug in der Micristingruppe 21 Monate und in der Placebogruppe 20 Monate. Die Ergebnisse sind in Tabelle 3 zusammengefaßt. Reinfarkte traten bei 24 Patienten der Micristingruppe und bei 51 Patienten der Placebogruppe auf. Dieser Unterschied ist signifikant. Der Reinfarkt verlief bei 9 Patienten der Micristingruppe und bei 19 Patienten der Placebogruppe letal.

Tabelle 3
Micristinstudie — Ergebnisse

	Micristingruppe	Placebogruppe	Total
Aufgenommene Patienten	672	668	1340
„drop out"			
wegen Nebenwirkungen	118 (= 17,6%)	86 (= 12,9%)	204 (= 15,2%)
aus technischen Gründen	20 (= 3,0%)	18 (= 2,7%)	38 (= 2,8%)
mittlere „Fall-Laufzeit"	22 Monate	21 Monate	—
Reinfarkt	24 (= 3,6%)	51 (= 7,6%)	75 (= 5,6%)

Das Intervall zwischen Erstinfarkt und Reinfarkt ist aus der Tabelle 4 ersichtlich. Es entsteht der Eindruck, daß der infarktprotektive Effekt umso stärker in Erscheinung tritt, je länger der Patient in Behandlung steht. Die Belegung der einzelnen Gruppen ist allerdings zu gering, um eine statistische Sicherung zuzulassen. Diese Beobachtung wäre, sofern sie sich bestätigen ließe, von ganz besonderem Interesse, weil bei der Anwendung der klassischen Antikoagulantien ein entgegengesetztes Verhalten erkennbar ist.

Tabelle 4
Micristin-Studie — Reinfarkthäufigkeit in Abhängigkeit von der Behandlungsdauer

Behandlungsdauer (in Monaten)	Zahl der Reinfarkte Micristin-Studie	Placebogruppe	Total
3	2	5	7
4– 6	6	6	12
7– 9	3	5	8
10–12	3	4	7
13–23	4	18	22
24	6	13	19
	24	51	75

5.5. *Herzklappenprothesen*

Im Gegensatz zu anderen plättchenfunktionshemmenden Medikamenten wird durch ASS die bei Patienten mit künstlichen Herzklappen verkürzt gefundene Lebensdauer der Blutplättchen nicht normalisiert. Daher wurden klinische Untersuchungen nur mit Kombinationen von ASS und Dipyridamol [133, 134], ASS und Sulfinpyrazon [135, 136] sowie ASS und Warfarin [137, 138] vorgenommen. Übereinstimmend wurde dabei gefunden, daß die ASS-Gabe die Effektivität des jeweiligen Medikamentes erhöht, was sich in einer Reduktion der Thromboemboliefrequenz ausdrückt. Die in diesen Situationen erfaßten Patientenzahlen sind jedoch zu gering, um Aussagen über eine optimale Kombination zu ermöglichen.

5.6. *Weitere Indikationen*

Eine deutliche Reduktion der Zahl thrombotischer Verschlüsse von av-Shunts bei Dialysepatienten nach ASS-Gabe konnte belegt werden [139].

Auch die Ablagerung von Plättchen- bzw. Fibrinthromben an Dialysemembranen ließ sich durch ASS reduzieren [140]. Demgegenüber verliefen Versuche, die Rejektion von Nierentransplantaten durch ASS-Gabe zu verhindern, ebenso negativ, wie die Bemühungen um eine Beeinflussung des Verlaufs der idiopathischen Nephrose [141]. Es liegen ferner kasuistische Mitteilungen über günstige Effekte der ASS-Behandlung der thrombotisch-thrombozytopenischen Purpura und der Thrombozytose vor [142]. Diese Befunde bedürfen jedoch der Nachprüfung bei größeren Patientenkollektiven.

6. Schlußfolgerungen

Die bisher vorliegenden Befunde bestätigen prinzipiell die Richtigkeit der Hypothese, daß eine Thromboseprophylaxe durch ASS möglich ist. Der klinische Effekt ist jedoch bei den verschiedenen thromboembolischen Prozessen unterschiedlich ausgeprägt. Während die postoperative Thrombose nach allgemeinchirurgischen Eingriffen durch ASS eindeutig reduziert wird, kann nach Operationen im Hüftbereich eine ausreichende Thromboseprophylaxe nicht erzielt werden. Die Effektivität der ASS für die Prophylaxe peripherer arterieller Thrombosen sowie zerebrovaskulärer Erkrankungen kann trotz positiver Eindrücke bei ersten klinischen Untersuchungen noch nicht als erwiesen gelten, da kontrollierte klinische Studien noch nicht abgeschlossen sind. Untersuchungen zur primären Prophylaxe arterieller Thrombosen und des Myokardinfarktes fehlen bislang. Demgegenüber darf als sicher gelten, daß eine sekundäre Prophylaxe des Myokardinfarktes durch ASS möglich ist. Auch die Verminderung der Thrombose in av-Shunts kann als gesicherte Indikation für eine ASS-Behandlung angesehen werden, während zur Beurteilung der Effektivität bei der Prophylaxe von Thrombosen an alloplastischen Materialien die Ergebnisse weiterer Untersuchungen abgewartet werden müssen.

ASS erweist sich somit als ein Antithrombotikum, das die Möglichkeiten zur Prophylaxe bestimmter, gesundheitspolitisch bedeutsamer thromboembolischer Erkrankungen erweitert. Dies erscheint umso bedeutungsvoller, als die Anwendung der ASS im Gegensatz zur Applikation klassischer Antikoagulantien nicht an eine spezielle gerinnungsanalytische Kontrolle gebunden ist. Als vorteilhaft erweist sich ferner, daß die antithrombotische Wirkung bereits durch relativ geringe Veränderungen des Hämostasepotentials erreicht wird, die in der Regel nicht mit einer klinisch relevanten Blutungsneigung einhergehen. Bei langfristiger Applikation von ASS, wie sie im Rahmen der Thromboseprophylaxe erforderlich ist, treten zwar in einem Teil der Fälle unerwünschte Nebeneffekte auf. Sie sind jedoch meist harmlos und schränken die Anwendung des Präparates kaum ein. Unerwünschte Spätfolgen sind bei dem ältesten synthetischen Arzneimittel der Welt im Gegensatz zu Pharmaka, die erst seit kurzem therapeutisch angewendet werden, nicht zu erwarten.

Da die plättchenfunktionshemmenden Arzneistoffe naturgemäß langfristig anzuwenden sind, erlangt ferner die Frage besondere Bedeutung, ob über die prinzipiell bei jedem Medikament zu erwartenden unspezifischen Nebeneffekte hinaus mit spezifischen Spätwirkungen einer konsequenten Ausschaltung von Plättchenfunktionen zu rechnen ist.

Auch bei den anerkannten Indikationen kann eine komplette Thromboseprophylaxe durch ASS nicht erreicht werden. Hierfür sind mehrere Ursachen anzunehmen. Einerseits unterliegen Ausmaß und Dauer der durch ASS induzierten Aggregationshemmung individuellen Schwankungen. Andererseits sind für die Thrombogenese neben Aggregationsfähigkeit auch weitere, durch ASS weniger beeinflußbare Partialfunktionen der Blutplättchen relevant. Ferner ist zu berücksichtigen, daß an der Thrombusentstehung nicht allein Plättchenreaktionen, sondern auch die zur Fibrinbildung führenden Blutgerinnungsvorgänge sowie Reaktionen der Gefäßwand beteiligt sind.

Eine weitere Verbesserung der Thromboseprophylaxe könnte daher von einer simultanen Anwendung unterschiedlicher Antithrombotika erwartet werden. Aussichtsreich erscheinen in diesem Zusammenhang vor allem die Kombinationen ASS/Sulfinpyrazon, ASS/Dipyridamol, ASS/Heparin in niedriger Dosierung sowie ASS/hydrierte Mutterkornalkaloide. Ein Urteil über die Effektivität dieser und anderer Antithrombotikakombinationen ist nur durch entsprechende klinische Studien möglich. Infolge der Vielzahl der denkbaren Kombinationen vervielfacht sich der bereits bei der Prüfung eines einzelnen Antithrombotikums entstehende erhebliche personelle, finanzielle und organisatorische Aufwand in einer Weise, die wissenschaftsstrategische Probleme aufwirft. Diese können nur durch Ausarbeitung adäquater experimenteller Modelle, vereinfachter Methoden der klinischen Thrombosediagnostik sowie durch sorgfältige nationale und internationale Abstimmung bei der Planung klinischer Studien gelöst werden.

Bislang beschränkt sich die Entwicklung von Plättchenhemmstoffen weitgehend darauf, Effekte bekannter Arzneistoffe auf die Plättchenfunktion auszunutzen. Durch Aufklärung des molekularbiologischen Wirkungsmechanismus dieser Mittel könnten die Voraussetzungen zur gezielten Entwicklung spezifischer Plättchenfunktionshemmstoffe geschaffen werden. Die Lösung dieser Aufgabe erscheint nicht allein im Hinblick auf die Verbesserung der medikamentösen Thromboseprophylaxe bedeutsam. Es ergeben sich auch zunehmend Hinweise darauf, daß Arzneistoffe dieser Art zur Beeinflussung der Atherogenese geeignet sein könnten.

Die Entwicklung spezifischer Plättchenhemmstoffe wäre ein wichtiger Beitrag zu einer wissenschaftlich begründeten Differentialtherapie bzw. Differentialprophylaxe thromboembolischer Erkrankungen. Ein gezielter Einsatz dieser Arzneistoffklasse hängt nicht zuletzt davon ab, ob es gelingt, thrombophile Zustände rechtzeitig zu erkennen und zu differenzieren. Obwohl gegenwärtig nur erste Ansätze zu Arbeiten in dieser Richtung erkennbar sind, erscheint es uns in Zukunft möglich, in enger Zusammenarbeit von Grundlagenforschung und Klinik den Oberbegriff Thrombose in gleicher Weise in pathogenetisch, ätiologisch und nosologisch charakterisierte Entitäten aufzulösen, wie das im Falle des Oberbegriffes hämorrhagische Diathese bereits erfolgte.

Literatur

[1] Bizzozero, J.: Über einen neuen Formbestandteil des Blutes und dessen Rolle bei der Thrombose und Blutgerinnung. Arch. pathol. Anat. Physiol. klin. Chem. **90**, 261 (1882).

[2] Eberth, J. C. und C. Schimmelbusch: Experimentelle Untersuchungen über Thrombose. Arch. pathol. Anat. Physiol. klin. Chem. **103**, 39 (1886).

[3] Markwardt, F.: Über die Beeinflussung der Thrombogenese durch medikamentöse Blockade der Thrombozytenfunktion. Dtsch. Ges.wesen **22**, 923 (1967).

[4] Mustard, J. F., R. L. Kinlough-Rathbone and N. A. Packham: Recent status of

research in pathogenesis of thrombosis. Thrombos. Diathes. haemorrh. (Stuttg.) Suppl. **59**, 157 (1974)

[5] Lüscher, E. F.: Die Funktion der Blutplättchen bei der Thrombose. Bull. schweiz. Akad. med. Wiss. **29**, 165 (1973).

[6] Barthel, W.: Über den Einfluß von Pharmaka auf die Aminspeicherfunktion der Blutplättchen. Folia haemat. (Leipzig), **92**, 497 (1969).

[7] Markwardt, F.: Influence of drugs and enzymes on platelet 5-hydroxytryptamine. Ann. Med. exp. Fenn. **46**, 407 (1969).

[8] Holmsen, H.: Prostaglandin endoperoxide — thromboxane synthesis and dense granule secretion as positive feedback loops in the propagation of platelet responses during "the basic platelet reaction". Thrombos. Haemost. **38**, 1030 (1977).

[9] Haslam, R. J., M. M. L. Davidson, T. Davies, J. L. Lynham, and M. D. McClenaghan: Regulation of blood platelet function by cyclic nucleotides. Advanc. cycl. Nucl. Res. **9**. 533 (1978).

[10] Hamberg, M., J. Svensson, and B. Samuelsson: Thromboxanes: A new group of biologically active compounds derived from prostaglandin endoperoxides. Proc. Nat. Acad. Sci. USA **72**, 2994 (1975).

[11] Crawford, N. and D. C. Taylor: Biochemical aspects of platelet behaviour associated with surface membrane activity. Brit. med. Bull. **33**, 199 (1977).

[12] Cohen, J., P. Tiqua, and F. Lüscher (Hrsg.): The Blood Platelet Contractile System. Haemostasis **4**, 125 (1975).

[13] Massini, P.: The role of calcium in the stimulation of platelets. In: Platelets and Thrombosis. Mills, D. C. B., F. J. Paseti (Hrsg.). London: Academic Press 1977, S. 33.

[14] Born, G. V. R., D. C. B. Mills, and J. B. Smith: Pharmacology of the inhibition of platelet aggregation. Bull. schweiz. Akad. med. Wiss. **29**, 215 (1973).

[15] Markwardt, F., W. Barthel und E. Glusa: Pharmakologische Beeinflussung der Plättchenfunktionen. In: Fortschritte der Hämatologie, Bd. 3. Perlick, E., W. Plenert, O. Prokop. H. Stobbe (Hrsg.). Leipzig: Barth 1974, S. 263.

[16] Markwardt, F.: Über die medikamentöse Beeinflussung der Plättchenfunktion. Folia haemat. (Lpz.) **92**, 4 (1969).

[17] Mustard, J. F. and M. A. Packham: Platelets, thrombosis and drugs. Drugs **9**, 19 (1975).

[18] Verstraete, M.: Are agents affecting platelet functions clinically useful? Amer. J. Med. **61**. 897 (1976).

[19] Weiss, H. J.: Antiplatelet drugs — new pharmocologic approach to prevention of thrombosis. Amer. Heart J. **92**. 86 (1976).

[20] Hovig, T.: The role of platelets in thrombosis. Thrombos. Diathes. haemorrh. (Stuttg.) Suppl. **42**, 137 (1970).

[21] Packham, M. A. and J. F. Mustard: Clinical pharmacology of platelets. Blood **50**, 555 (1977).

[22] Hirsh, J., M. Gent, and E. Genton: The current status of platelet suppressive drugs in the treatment of thrombosis. Thrombos. Diathes. haemorrh. (Stuttg.) **33**, 406 (1975).

[23] Willis, A. L.: Enzymatic mechanism for the antithrombotic and antihemostatic actions of aspirin. Science **183**, 325 (1974).

[24] Hamberg, M. and B. Samuelsson: Prostaglandin endoperoxides. Novel transfor-

mations of arachidonic acid in human platelets. Proc. Nat. Acad. Sci. USA **71**, 3400 (1974).

[25] ROTH, G. J. and P. W. MAJERUS: The mechanism of the effect of aspirin on human platelets. I. Acetylation of a particulate fraction protein. J. clin. Invest. **56**, 624 (1975).

[26] MONCADA, S., E. A. HIGGS, and J. R. VANE: Human arterial and venous tissues generate prostacyclin (prostaglandin X), a potent inhibitor of platelet aggregation. Lancet **1977/I**, 18.

[27] NEEDLEMAN, PH., B. BRYAN, A. WYCHE, S. D. BRONSON, K. EAKINS, J. A. FERRENDELLI, and M. MINKES: Thromboxane synthetase inhibitors as pharmacological tools: Differential biochemical and biological effects on platelets. Prostaglandins **14**, 897 (1977).

[28] GLUSA, E.: Pharmakologische Untersuchungen zur medikamentösen Beeinflussung der hämostatischen Plättchenfunktionen. Promotion B. Med. Akademie Erfurt. 1975.

[29] MARKWARDT, F., E. GLUSA, G. NOWAK, M. RICHTER und G. VOGEL: Über den Einsatz von Azetylsalizylsäure zur Hemmung der Thrombozytenfunktion. I. Pharmakologische und klinisch-pharmakologische Untersuchungen. Dtsch. Ges.wesen **28**, 1565 (1973).

[30] GLUSA, E. und F. MARKWARDT: Die Beeinflussung der Plättchenaggregation durch Adenosin, Azetylsalizylsäure, Phenylbutazon und Papaverin. Folia haemat. (Lpz.) **95**, 254 (1971).

[31] VINAZZER, H., J. PUTTER, and D. LOEW: Influence of intravenously administered acetylsalicylic acid on platelet functions. Haemostasis **4**, 12 (1975).

[32] BREDDIN, K.: Die Azetylsalizylsäure in der Prophylaxe und Therapie thromboembolischer Erkrankungen. Med. Welt (Stuttg.) **26**, 1499 (1975).

[33] MAJERUS, PH. W. and N. STANFORD: Comparative effects of aspirin and diflunisal on prostaglandin synthetase from human platelets and sheep seminal vesicles. Brit. J. clin. Pharmacol. **4**, Suppl. 1, 15 (1977).

[34] MILLS, D. G., R. B. PHILP, and M. HIRST: The effect of some salicylate analogues on human blood platelets: 1. Structure activity relationships and the inhibition of platelet aggregation. Life Sci. **14**, 659 (1974).

[35] MILLS, D. G., M. HIRST, and R. B. PHILP: The effect of some salicylate analogues on human blood platelets: 2. The role of platelet acetylation in the inhibition of platelet aggregation. Life Sci. **14**, 673 (1974).

[36] VINAZZER, H., I. ZOLLE, and D. LOEW: Uptake by blood components and by subcellular platelet fractions of I-^{14}C-acetylsalicylic acid. Haemostasis **7**, 228 (1978).

[37] AL-MONDHIRY, H., A. MARCUS, and T. H. SPAET: On the mechanism of platelet function: inhibition by acetylsalicylic acid. Proc. Soc. exper. Biol. (N. Y.) **133**, 632 (1970).

[38] SCHNEIDER, W.: Azetylsalizylsäure und Thrombozytenstoffwechsel. Thrombos. Diathes. haemorrh. (Stuttg.) Suppl. **55**, 241 (1973).

[39] DOERY, J. C. G. and J. HIRSH: Divergent effects of aspirin and salicylate on glucose and glycogen metabolism in human platelets. Experientia (Basel) **27**, 533 (1971).

[40] BALL, G., G. BRERETON, M. FULWOOD, D. M. IRELAND, and P. YATES: Effect of prostaglandin E_1 alone and in combination with theophylline or aspirin on collagen-induced platelet aggregation and on platelet nucleotides. Biochem. J. **120**, 709 (1969).

[41] Drummond, A. H., D. E. McIntyre, D. E. Olverman, and J. L. Gordon: Aspirin at therapeutic concentration does not affect 5-hydroxytryptamine uptake by platelets. Brit. J. Pharmacol. 59, 661 (1977).

[42] Kohler, C., W. Wooding, and L. Ellenbogen: Intravenous arachidonate in mouse-model for evaluation of antithrombotic drugs. Thromb. Res. 9, 67 (1976).

[43] Tomikawa, M., S. Ashida, K. Kakihata, and Y. Abiko: Antithrombotic action of ticlopidine, a new platelet aggregation inhibitor. Thromb. Res. 12, 1157 (1978).

[44] Rosenblum, W. I. and F. El-Sabban: Platelet aggregation in the cerebral microcirculation: effect of aspirin and other agents. Circulat. Res. 40, 320 (1977).

[45] Nishizawa, E. E., D. J. Wynalda, D. E. Seydam, T. R. Sawa, and J. R. Schultz: Collagen-induced pulmonary thromboembolism in mice. Thromb. Res. 1, 233 (1972).

[46] Tomikawa, M.: Patho-physiological studies on lactic acid-induced pulmonary thrombosis in rat. I. Effect of heparin, acetylsalicylic acid, urokinase and tranexamic acid. Thrombos. Diathes. haemorrh. (Stuttg.) 34, 145 (1975).

[47] Marbet, G. A. and F. Duckert: Action of coagulation factors on experimental thrombogenesis and their changes after thrombosis. Thrombos. Diathes. haemorrh. (Stuttg.) 29, 619 (1973).

[48] Meng, K. and F. Seuter: Effect of acetylsalicylic acid on experimentally induced arterial thrombosis in rats. Naunyn-Schmiedebergs Arch. Pharmacol. 301, 115 (1977).

[49] Philp, R. B., I. Francey, and B. A. Warren: Comparison of antithrombotic activity of heparin, ASA, sulfinpyrazone and VK 744 in a rat model of arterial thrombosis. Haemostasis 7, 282 (1978).

[50] Holmes, J. B.: A comparison of the effect of proquazone, a new non-steroidal anti-inflammatory compound, and acetylsalicylic acid on blood platelet function in vitro and in vivo. Arch. int. Pharmacodyn. 228, 136 (1977).

[51] Mashimo, N., I. Kobayashi, K. K. Herther, and P. Didisheim: Mechanism of collagen-induced thrombocytopenia and hemoglobinemia in rats. Thrombos. Diathes. haemorrh. (Stuttg.) Suppl. 60, 407 (1974).

[52] Meng, K. and K. O'Dea: The protective effect of acetylsalicylic acid on laser-induced venous thrombosis in rat. Naunyn-Schmiedebergs Arch. Pharmacol. 283, 379 (1974).

[53] Renaud, S. and J. Godu: Thrombosis prevention by acetylsalicylic acid in hyperlipemic rats. Canad. med. Ass. J. 103, 1037 (1970).

[54] Lewis, G. P., and J. Westwick: The effect of sulphinpyrazone, sodium aspirin and oxprenolol on the formation of arterial platelet thrombi. Brit. J. Pharmacol. 55, 255 P (1975).

[55] Bousser, M. G. et C. Lecrubier: Aggrégation plaquettaire expérimentale et thrombose artérielle. Action de l'aspirine. Nouv. Presse méd. 2, 1687 (1973).

[56] Minsker, D. H., P. Jordan, P. Kling, and T. Welch: The effect of sulindac and sulindac metabolites on arachidonate-induced lethality in rabbits; effect on human, guinea pig, dog, and rat platelet activity. Thromb. Res. 11, 217 (1977).

[57] Gurewich, V. and B. Lipinski: Evaluation of antithrombotic properties of suloctidil in comparison with aspirin and dipyridamole. Thromb. Res. 9, 101 (1976).

[58] Zekert, F. und R. Gottlob: Eine einfache experimentelle Methode zur quantitativen Bestimmung der antithrombogenen Wirkung von Thrombozyten-Aggregationshemmern. Dtsch. med. Wschr. 98, 1004 (1973).

[59] Höpker, W. W., W. Hofmann, J. Weiss, R. Zimmermann, E. Walther, H.-A. Dittmar und A. Weizel: Vergleichende Untersuchungen zur Wirkung von Acetylsalicylsäure, hochgradiger Bewegungseinschränkung und cholesterinreicher Diät auf die Atheromatose der Kaninchenaorta. Virchows Arch. path. Anat. **367**, 307 (1975).

[60] Peterson, J. and M. B. Zucker: The effect of adenosine monophosphate arcaine and anti-inflammatory agents on thrombosis and platelet function in rabbits. Thrombos. Diathes. haemorrh. (Stuttg.) **23**, 148 (1970).

[61] Honour, A. J., T. D. Hockaday, and J. I. Mann: The synergistic effect of aspirin and dipyridamole upon platelet thrombi in living blood vessels. Brit. J. exp. Path. **58**, 268 (1977).

[62] Maekawa, T., H. Arai, and N. Kobayashi: The effects of aspirin on platelets and experimental thrombosis. Thrombos. Diathes. haemorrh. (Stuttg.) Suppl. **60**, 363 (1974).

[63] Latour, J. G. and F. Bernard: Prevention by aspirin of the classic generalized Shwartzman reaction. Amer. J. Path. **91**, 595 (1978).

[64] Evans, G., M. A. Packham, E. E. Nishizawa, J. F. Mustard, and E. A. Murphy: The effect of acetylsalicylic acid on platelet function. J. exp. Med. **128**, 877 (1968).

[65] Fleming, J. S., M. E. Bierwagen, M. Losada, J. A. L. Campbell, S. P. King, and M. H. Pindell: The effects of three anti-inflammatory agents on platelet aggregation, in vitro and in vivo. Arch. int. Pharmacodyn. **186**, 120 (1970).

[66] Arfors, K.-E., D. Bergquist, S. Bygdeman, F. N. McKenzie, and E. Svensjö: The effect of inhibition of the platelet release reaction on platelet behaviour in vitro and in vivo. Scand. J. Haemat. **9**, 322 (1972).

[67] Loew, D. und W. Remmele: Untersuchungen über Zahl und Funktion der Thrombozyten beim experimentellen Endotoxinschock des Kaninchens. Beitr. path. Anat. **147**, 249 (1972).

[68] Rosenberg, F. J., P. E. Gimber-Phillips, G. E. Groblewski, C. Davison, D. K. Phillips, S. J. Goralnick, and E. D. Cahill: Acetylsalicylic acid: inhibition of platelet aggregation in the rabbit. J. Pharmacol. exp. Ther. **179**, 410 (1971).

[69] Folts, J. D., E. B. Crowell, and G. G. Rowe: Platelet aggregation in partially obstructed vessels and its elimination with aspirin. Circulation **54**, 365 (1977).

[70] Dragojevic, D., R. Hetzer und H. Corterier: Thromboembolie-Prophylaxe nach Herzklappenersatz in einem tierexperimentellen Modell. Thoraxchirurgie (Stuttg.) **20**, 419 (1972).

[71] Moschos, Ch. B., K. Lahiri, A. Peter, M. M. Jesrani, and T. J. Regan: Effect of aspirin upon experimental coronary and non-coronary thrombosis and arrhythmia. Amer. Heart. J. **84**, 525 (1972).

[72] Danese, C. A., C. D. Voleti, and H. J. Weiss: Protection by aspirin against experimentally induced arterial thrombosis in dogs. Thrombos. Diathes. haemorrh. (Stuttg.) **25**, 288 (1971).

[73] Mason, R. G., R. H. Wolf, W. H. Zucker, B. A. Shinoda, and S. F. Mohammad: Effects of antithrombotic agents evaluated in nonhuman primate vascular shunt model. Amer. J. Path. **83**, 557 (1976).

[74] Green, D., B. Dunne, F. R. Schmid, E. C. Rossi, and G. Louis: A study of the variable response of human platelet to collagen: Relation to aspirin-induced inhibition of aggregation. Amer. J. clin. Path. **60**, 920 (1973).

[75] Sack, E. S. and E. Quiroga: The variability of platelet-collagen interaction. Its

influence on aspirin-induced inhibition of platelet aggregation. Thrombos. Haemost. **35**, 658 (1976).

[76] Glusa, E., W. Koth und F. Markwardt: Über den Einsatz von Azetylsalizylsäure zur Hemmung der Thrombozytenfunktion. III. Messung der Aggregationshemmung. Dtsch. Ges.wesen **29**, 1020 (1974).

[77] Pütter, J.: Übersicht über die Pharmakokinetik der Acetylsalicylsäure. Med. Welt (Stuttg.) **27**, 1362 (1976).

[78] Bleyer, W. A. and R. T. Breckenridge: Studies on the detection of adverse drug reactions in the newborn. II. The effect of prenatal aspirin on newborn hemostasis. J. Amer. med. Ass. **213**, 2049 (1970).

[79] Ts'ao, C.: Comparable inhibition of aggregation of PRP of neonates and adults by aspirin. Haemostasis **6**, 118 (1977).

[80] Markwardt, F., W. Barthel, E. Glusa und A. Hoffmann: Untersuchungen über den Einfluß von Papaverin auf Reaktionen der Blutplättchen. Naunyn-Schmiedeberg's Arch. exp. Path. Pharmak. **257**, 420 (1967).

[81] Martini, P., G. Oberhofer und E. Welte: Methodenlehre der therapeutisch-klinischen Forschung. Berlin, Heidelberg, New York: Springer 1968.

[82] Genton, E., M. Gent, J. Hirsh, and L. A. Harker: Platelet-inhibiting drugs in thrombotic disease. New Engl. J. Med. **293**, 1174 (1975).

[83] Turpie, A. G. G. and J. Hirsh: Platelet suppressive therapy. Brit. med. Bull. **34**, 183 (1978).

[84] Vogel, G., R. Huyke, F. Markwardt, E. Glusa, G. Nowak und J. Hauptmann: Über den Einsatz von Azetylsalizylsäure zur Hemmung der Thrombozytenfunktion. II. Klinische Untersuchungen. Dtsch. Ges.wesen **28**, 2100 (1973).

[85] Breddin, K. und D. Gross (Hrsg.): Moderne Thromboseprophylaxe. Stuttgart-New York: Schattauer 1976.

[86] Weber, E.: Acetylsalicylsäure in der Prophylaxe und Therapie thrombotischer Erkrankungen. Med. Welt (Stuttg.) **26**, 1493 (1975).

[87] Parodi, J. C., A. Grandi, E. Font, D. Rotondaro, J. di Iorio i J. Manrique: El dipiridamol y el acido acetil-salicilico en la profilaxis de la thrombosis venosas postoperatorias de los miembros inferiores. Dia méd. **44**, 92 (1973).

[88] Clagett, G. P., D. F. Brier, C. B. Rosoff, P. B. Schneider, and E. W. Salzman: Effect of aspirin on postoperative platelet kinetics and venous thrombosis. Surg. Forum **25**, 473 (1974).

[89] Loew, D., H.-K. Wellmer, U. Baer, H. Merguet, P. Rumpf, H. Petersen, G. Bromig, W. F. Persch, F. J. Marx und S. M. v. Bary: Postoperative Thrombembolie-Prophylaxe mit Acetylsalicylsäure. Dtsch. med. Wschr. **99**, 565 (1974).

[90] Renney, J. T., E. F. O'Sullivan, and P. F. Burke: Prevention of postoperative deep vein thrombosis with dipyridamole and aspirin. Brit. med. J. **1976**/I, 992.

[91] Hartung, B. und U. Schreiber: Postoperative Thromboseprophylaxe mit dem ASS-Präparat Micristin. Z. Traumatol. (im Druck).

[92] O'Brien, J. R., V. Tulevski, and M. Etherington: Two in-vivo studies comparing high and low aspirin dosage. Lancet **1971**/I, 399.

[93] Medical Research Council (Report of the Steering Committee): Effect of aspirin on postoperative venous thrombosis. Lancet **1972**/II, 441.

[94] Harris, W. H., E. W. Salzman, C. Athanasoulis, A. C. Waltman, S. Baum, and R. W. De Sanctis: Comparison of warfarin, low-molecular-weight dextran, aspirin and

subcutaneous heparin in prevention of venous thromboembolism following total hip replacement. J. Bone Jt. Surg. **56**, 1552 (1974).

[95] Soreff, J., H. Johnsson, L. Diener, and L. Göranson: Acetylsalicylic acid in a trial to diminish thromboembolic complications after elective hip surgery. Acta orthop. scand. **46**, 246 (1975).

[96] Schöndorf, T. H. and D. Hey: Combined administration of low-dose heparin and aspirin as prophylaxis of deep vein thrombosis after hip joint surgery. Haemostasis **5**, 250 (1976).

[97] Encke, A., Ch. Stock und H. O. Dumke: Doppelblindstudie zur postoperativen Thromboseprophylaxe mit Dipyridamol/Acetylsalicylsäure. Chirurg **47**, 670 (1976).

[98] Zekert, F., F. Kohn und E. Vormittag: Eine randomisierte Studie über die postoperative Thromboseprophylaxe mit Acetylsalicylsäure. In [85].

[99] Hume, M., B. Bierbaum, T. X. Kuriakose, and J. Suprenant: Prevention of postoperative thrombosis by aspirin. Amer. J. Surg. **133**, 420 (1977).

[100] McKenna, R., F. Bachmann, J. Galante, S. P. Kaushal, and P. Meredith: Thrombosis prevention by means of acetylsalicylic acid in patients undergoing total knee replacement. Clin. Res. **24**, 572 A (1976).

[101] Ehresmann, U., J. Alemany und D. Loew: Prophylaxe mit Rezidivverschlüssen nach Revaskularisationseingriffen mit Azetylsalizylsäure. Med. Welt (Stuttg.) **28**, 1157 (1977).

[102] Hynes, K. M., G. T. Gau, B. D. Rutherford, F. J. Kazmier, and R. L. Frye: Effect of aspirin on brachial artery occlusion following brachial arteriotomy for coronary arteriography. Circulation **47**, 554 (1973).

[103] Freed, M., A. Rosenthal, and D. Fyler: Attempts to reduce arterial thrombosis after cardiac catheterization in children: use of percutaneous technique and aspirin. Amer. Heart J. **87**, 283 (1974).

[104] Bierme, R., B. Boneu, B. Guiraud, and J. Pris: Aspirin and recurrent painful toes and fingers in thrombocythaemia. Lancet **1972/I**, 432.

[105] Preston, F. E., I. G. Emmanuel, D. A. Winfield, and R. G. Malia: Essential thrombocythemia and peripheral gangrene. Brit. med. J. **1974/III**, 548.

[106] Fitzgerald, D. E. and W. J. H. Butterfield: A case of increased platelet antiheparin factor in a patient with Raynaud's phenomena and gangrene treated with aspirin. Angiology **20**, 317 (1969).

[107] Genton, E., H. J. M. Barnett, W. S. Fields: Cerebral ischemia; the role of thrombosis and of antithrombotic therapy. Stroke **8**, 150 (1977).

[108] Faguet, G. B. and M. B. King: Thrombotic thrombocytopenic purpura; treatment with antiplatelet agents. Amer. J. med. Sci. **268**, 113 (1974).

[109] Desmukh, S. V., J. S. Meyer, and R. J. Mouche: Platelet dysfunction in migraine; effect of selfmedication with aspirin. Thrombos. Diathes. haemorrh. (Stuttg.) **36**, 319 (1976).

[110] Fisher, C. M.: Observation of the fundus oculi in transient monocular blindness. Neurology **9**, 333 (1959).

[111] Gunning, A. J., G. W. Pickering, and A. H. T. Robb-Smith: Mural thrombosis of the internal carotid artery and subsequent embolism. Quart. J. Med. **33**, 155 (1964).

[112] Millikan, C. H.: Anticoagulant therapy in cerebrovascular disease. Cerebrovascular survey report. National Institute of Neurological Disease and Stroke, New York, 1970.

[113] Harrison, M. J. G., J. Marshall, J. C. Meadows, and R. W. Russell: Effect of aspirin in amaurosis fugax. Lancet **1971**/II, 743.
[114] Mundall, J., P. Quintero, and K. N. v. Kaulla: Transient monocular blindness and increased platelet aggregability treated with aspirin. Neurology **22**, 280 (1972).
[115] Heikinheimo, R. and K. Järvinen: Acetylsalicylic acid and arteriosclerotic-thromboembolic diseases in the aged. J. Amer. Geriat. Soc. **19**, 403 (1971).
[116] Dyken, M. L., O. J. Kolar, and F. H. Jones: Differences in the occurrence of carotid transient ischemic attacks associated with antiplatelet aggregation therapy. Stroke **4**, 732 (1973).
[117] Fields, W. S., N. A. Lemak, R. F. Frankowski, and R. J. Hardy: Controlled trial of aspirin in cerebral ischemia. Stroke **8**, 301 (1977).
[118] Gent, M.: Canadian cooperative study of recent recurrent presumed cerebral emboli. Design and organization of the study. In [85].
[119] Benecke, G.: Das Substrat für die Fibrinolyse beim Herzinfarkt. In: Die thrombolytische Behandlung des Myocardinfarktes (Hrsg.: V. Hiemeyer). Stuttgart-New York: Schattauer 1971.
[120] Chandler, A. B., I. Chapman, and L. R. Ehrhardt: Coronary thrombosis in myocardial infarction. Amer. J. Cardiol. **34**, 823 (1974).
[121] Fulton, W. F. M. and D. G. Sumner: Isotope studies in coronary-artery thrombosis. Brit. Heart J. **38**, 880 (1976).
[122] Lichtlen, P. R. and H. J. Engel: Coronary artery thrombosis. In: Coronary Heart Disease in Young Women (Hrsg. M. F. Oliver). Edinburgh: Churchill Livingstone 1978.
[123] Haerem, J. W.: Mural platelet microthrombi in major acute lesions of main epicardial arteries in sudden coronary death. Atherosclerosis **19**, 529 (1974).
[124] Steele, P. P., H. S. Weily, H. Davies, and E. Genton: Platelet function studies in coronary artery disease. Circulation **48**, 1194 (1973).
[125] Korsan-Bengtsen, K.: Risk factors in the pathogenesis of thrombosis. Thrombos. Diathes. haemorrh. (Stuttg.) Suppl. **51**, 199 (1972).
[126] Craven, L. L.: Experience with aspirin (acetyl salicyl acid) in nonspecific prophylaxis of coronary thrombosis. Miss Valley med. J. **75**, 38 (1953).
[127] Boston Collaborative Study Surveillance Group: Regular aspirin intake and acute myocardial infarction. Brit med. J. **1974**/I, 440.
[128] Jick, H. and O. S. Miettinen: Aspirin and myocardial infarction. Brit. med. J. **1976**/I, 1057.
[129] Wood, L.: Aspirin and myocardial infarction. Lancet **1972**/II, 1021.
[130] Elwood, P. C., A. L. Cochrane, M. L. Burr, P. M. Sweetnam, G. Williams, E. Welby, S. J. Hughes, and R. Renton: A randomized controlled trial of acetylsalicylic acid in the secondary prevention of mortality from myocardial infarction. Brit. med. J. **1974**/I, 436.
[131] Coronary Drug Research Group: Clofibrate and niacin in coronary heart disease. J. Amer. med. Ass. **231**, 360 (1975).
[132] Verstraete, M.: Registry of prospective clinical trials: second report. Thrombos. Haemost. **36**, 239 (1976).
[133] Harker, L. A.: In vivo evaluation of antithrombotic therapy in man. Thrombos. Diathes. haemorrh. (Stuttg.) Suppl. **60**, 481 (1974).
[134] Altmann, R., F. Boullon, J. Rouvier: Aspirin and prophylaxis of thromboembo-

lic complications in patients with substitute heart valves. J. thorac. cardiovasc. Surg. **72**, 127 (1976).

[135] Weily, H. S., P. P. Steele, H. Davies, G. Pappas, and E. Genton: Platelet survival in patients with substitute heart valves. New Engl. J. Med. **290**, 534 (1974).

[136] Sullivan, J. M., D. E. Harken, and R. Gorlin: Pharmacologic control of thromboembolic complications of cardiac valve replacement. New Engl. J. Med. **284**, 1391 (1971).

[137] Meyer, S. J., J. Z. Charney, V. M. Rivera, and N. T. Mathew: Cerebral embolization — prospective clinical analysis of 42 cases. Stroke **2**, 541 (1971).

[138] Dale, J., E. Myhre, O. Storstein, H. Stormorken, and L. Elfskind: Prevention of arterial thromboembolism with acetylsalicylic acid. A controlled clinical study in patients with aortic ball valves. Amer. Heart J. **94**, 101 (1977).

[139] Andrassy, K., M. Comberg, H. Bornefels, H. Malache, E. Ritz und K. Möhring: Cinimofistelprophylaxe und Thrombose. In [85].

[140] Stewart, J. H., P. C. Farrell, and M. Dixon: Reduction of platelet/fibrin deposition in haemodialyzers by aspirin administration. Aust. N. Z. J. Med. **5**, 117 (1975).

[141] Trygstadt, C. W., N. U. Bang, R. O. Heidenreich, B. Csiscko, and B. Rodda: A controlled trial of aspirin in childhood glomerular disorders. Thrombos. Diathes. haemorrh. (Stuttg.) **30**, 12 (1973).

[142] Didisheim, P. and V. Fuster: Actions and clinical status of platelet-suppressive agents. Semin. Hematol. **15**, 55 (1978).

FSC
www.fsc.org
MIX
Papier | Fördert gute Waldnutzung
FSC® C083411

Zeitfracht Medien GmbH
Ferdinand-Jühlke-Straße 7
99095 Erfurt, Deutschland
produktsicherheit@kolibri360.de